BEI GRIN MACHT SICH IHR WISSEN BEZAHLT

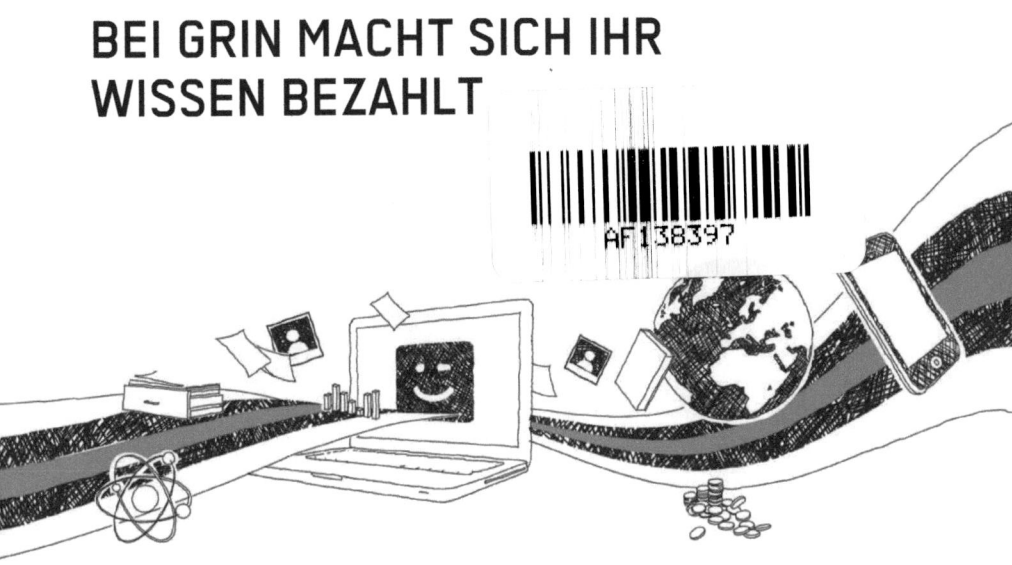

- Wir veröffentlichen Ihre Hausarbeit, Bachelor- und Masterarbeit

- Ihr eigenes eBook und Buch - weltweit in allen wichtigen Shops

- Verdienen Sie an jedem Verkauf

Jetzt bei www.GRIN.com hochladen und kostenlos publizieren

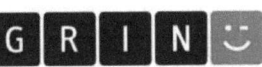

Gestaltung einer kompetenzorientierten Prüfung in der generalistischen Pflegeausbildung

Tim Tübbing

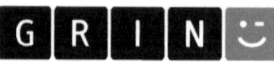

Bibliografische Information der Deutschen Nationalbibliothek:

Die Deutsche Nationalbibliothek verzeichnet diese Publikation in der Deutschen Nationalbibliografie; detaillierte bibliografische Daten sind im Internet über http://dnb.d-nb.de abrufbar.

ISBN: 9783346878090
Dieses Buch ist auch als E-Book erhältlich.

© GRIN Publishing GmbH
Trappentreustraße 1
80339 München

Druck und Bindung: Books on Demand GmbH, Norderstedt Germany
Gedruckt auf säurefreiem Papier aus verantwortungsvollen Quellen

Das vorliegende Werk wurde sorgfältig erarbeitet. Dennoch übernehmen Autoren und Verlag für die Richtigkeit von Angaben, Hinweisen, Links und Ratschlägen sowie eventuelle Druckfehler keine Haftung.

Das Buch bei GRIN: https://www.grin.com/document/1358835

KOMPETENZORIENTIERTE PRÜFUNG IN DER GENERALISTISCHEN PFLEGEAUSBILDUNG

Tim Tübbing

Fragestellung:
Wie kann eine Prüfung in der generalistischen Pflegeausbildung im zweiten Ausbildungsdrittel kompetenzorientiert gestaltet werden?

Inhaltsverzeichnis

1. Einleitung

Die Kompetenzorientierung ist in der generalistischen Pflegeausbildung unerlässlich. Der hohe Stellenwert der Kompetenzorientierung ist unter anderem in dem Gesetz zur Reform der Pflegeberufe von 2017 (Pflegeberufereformgesetz – PflBRefG), der Ausbildungs- und Prüfungsverordnung für die Pflegeberufe von 2018 (PflAPrV) und den Rahmenlehrplänen der Fachkommission von 2019 bemerkbar. Zu den Ausbildungszielen (PflBRefG §5) gehört die „selbstständige, umfassende und prozessorientierte Pflege [...] auf Grundlage von „fachlichen und personalen Kompetenzen einschließlich der zugrunde liegenden methodischen, sozialen, interkulturellen, und kommunikativen Kompetenzen und der zugrundeliegenden Lernkompetenz sowie der Fähigkeit zum Wissenstransfer und zur Selbstreflexion" (PflBRefG §5). Diese Kompetenzen sind nach §2 (PflAPrV) im theoretischen und praktischen Unterricht zu vermitteln. Die Auszubildenden sollen befähigt werden, „auf Grundlage fachlichen Wissens und Könnens sowie auf der Grundlage allgemein anerkannten Standes [...] berufliche Aufgaben zielorientiert, und selbstständig zu lösen, sowie das Ergebnis zu beurteilen" (§2, PflAPrV). Dabei ist im Unterricht die Entwicklung der personalen Kompetenz sowie der Sozialkompetenz und der Selbstständigkeit zu fördern (§2, PflAPrV). Sowohl die Zwischenprüfung als auch die Abschlussprüfungen (mündlich, schriftlich, praktisch) sollen mittels komplexen, alltagsnahen Fallsituationen, in verschiedenen Versorgungskontexten, durchgeführt werden (§§§7,14,15,16 PflAPrV). Sie sind ausgerichtet an Kompetenzen, die in den Anlagen 1-4 der PflAPrV zu finden sind.

Grundlage für das Lehren und Prüfen von Kompetenzen ist ein kompetenzorientiertes Curriculum. Empfehlungen zum kompetenzorientierten Curriculum einer Pflegeschule sind von einer Fachkommission 2019 formuliert worden. Diese Empfehlungen sind laut PflBG § 53 verpflichtend zu berücksichtigen. Die Fachkommission schreibt in ihren didaktisch-pädagogischen Grundsätzen, dass die Kompetenzorientierung ein wesentliches Konstruktionsprinzip der Lehrpläne ist (S.9).

Die rechtlichen Grundlagen sowie die Rahmenlehrpläne der Fachkommission zeigen konstant eine unerlässliche Wertigkeit der Kompetenzorientierung auf. Konkrete Ausführungen zur Unterrichts- und Prüfungsgestaltung sind jedoch den Pflegeschulen überlassen. Daher ist es von großer Relevanz für die Pflegeberufe, sowohl einen kompetenzorientierten Unterricht zu gestalten, als auch ein Prüfungsverfahren anzustreben, welches die Lern- und Berufserfahrung der Auszubildenden anerkennt (Gruber et al. 2021, S.11). Es ist maßgeblich, dass die Prüfungsverfahren in der generalistischen Pflegeausbildung Kompetenzen zuverlässig erfassen. Aufgrund dessen wird in der vorliegenden Arbeit die Fragestellung bearbeitet: Wie kann eine Prüfung in der generalistischen Pflegeausbildung im zweiten Ausbildungsdrittel kompetenzorientiert gestaltet werden?

Zielsetzung der Arbeit ist die Entwicklung einer kompetenzorientierten Prüfung für die Curriculums Einheit 08 der generalistischen Pflegeausbildung nach Beendigung des ersten und zweiten Ausbildungsdrittels. Um dieses Ziel zu erreichen, werden im ersten Kapitel zunächst Grundlagen zum Erstellen einer kompetenzorientierten Prüfung aufgezeigt. Zu den Grundlagen gehören gesetzliche Vorgaben, sowie die vielseitigen Definitionen des Kompetenzbegriffs. Darauffolgend wird das grundlegende Unterrichtskonzept des handlungsorientierten Unterrichts beschrieben, ohne dass keine kompetenzorientierte Prüfung stattfinden könnte. Im Anschluss daran werden die Bezugsnormen und Gütekriterien dargestellt, die für Prüfungen gelten. Zu den Bezugsnormen gehören die Funktion von Prüfungen, die Bestimmung des Schwierigkeitsgrads und die Bewertung von Prüfungen. Im dritten Kapitel wird eine kompetenzorientierte Prüfung für die Curriculums Einheit 08 erstellt. Dafür wird die Prüfungsform der Performanz Prüfung gewählt und erläutert. Anschließend wird das Prüfungsmaterial auf Grundlage der in der CE 08 formulierten Kompetenzen und der daraus resultierenden Inhalte zusammengestellt. Als Resultat der Arbeit existiert eine exemplarische kompetenzorientierte Performanz Prüfung für die CE 08 mit Fallstudie, Prüfungsaufgabe, Rollenzuweisung, Erwartungshorizont, Beurteilungsbogen und Bewertungskriterien.

Im letzten Schritt wird das Prüfungsformat diskutiert und kritisch betrachtet. Außerdem wird ein Ausblick zu weiteren kompetenzorientierten Prüfungsformaten in der generalistischen Pflegeausbildung gegeben.

2. Grundlagen zur Erstellung einer kompetenzorientierten Prüfung

2.1. Kompetenz und Kompetenzorientierung

Der Kompetenzbegriff ist in der Literatur uneinheitlich beschrieben. In dieser Arbeit wird sich auf den Kompetenzbegriff von Darmann-Finck und Hundenborn (u.a. 2018) berufen, der auch von der Fachkommission (Rahmenlehrpläne, 2019, S.10) für die Rahmenlehrpläne zugrunde gelegt wurde:

„Kompetenz wird verstanden als die Fähigkeit und Bereitschaft, in komplexen Pflege- und Berufssituationen professionell zu handeln und sich für die persönliche und fachliche Weiterentwicklung einzusetzen. Kompetenz ist als Handlungsvoraussetzung des Einzelnen anzusehen, die nicht unmittelbar beobachtet werden kann, sich jedoch mittelbar im Handeln selbst zeigt. Das beobachtbare Handeln wird auch als Performanz bezeichnet. Erwerb und Weiterentwicklung von Kompetenz erfordern handlungsorientierte Lernprozesse an den verschiedenen Lernorten, in der Pflegeschule ebenso wie in der Pflegepraxis" (DARMANN-FINCK/HUNDENBORN u. a. 2018).

Hundenborn und Darmann-Finck schreiben dem Kompetenzbegriff eine zweifache Bedeutung zu. Zum einen eine, Zuständigkeit im Sinne von Befugnissen und zum anderen der Sachverstand zur Bewältigung einer komplexen Handungssituation. Sie betrachten

Kompetenzen als innere, nicht beobachtbare Voraussetzung selbstorganisierten Handelns. Sie stellen dabei heraus, dass Kompetenz die Voraussetzung für Performanz ist. Folglich lassen sich Kompetenzen aus dem direkten Handlungsvollzug beobachten (Hundenborn, 2005, S. 11). Ebenso in der Definition vertreten ist der Erwerb von Kompetenzen. Hundenborn und Darman-Finck weisen darauf hin, dass Kompetenzen zwingend in handlungsorientierten Lernprozessen erworben werden.

Resultierend aus den ausgewählten Definitionen spiegelt sich Kompetenz in konkreten Handlungssituationen wider. Das spricht dafür, dass eine kompetenzorientierte Prüfung ausschließlich Kompetenzorientierung widerspiegelt, wenn sie an realen Handlungssituationen orientiert ist. Voraussetzung dafür, dass die Auszubildenden die Ziele (§ 5 PflBRefG) der fachlichen und personalen Kompetenzentwicklung sowie der zugrunde liegenden methodischen, sozialen, interkulturellen und kommunikativen Kompetenzen, der Lernkompetenzen sowie der Fähigkeit zum Wissenstransfer und zur Selbstreflexion entwickeln können, ist eine kompetenzorientierte Unterrichtsgestaltung sowie kompetenzorientierte Prüfungen.

Da die handlungsorientierten Lernprozesse Grundlage für die kompetenzorientierte Prüfung sind wird dieses Unterrichtskonzept im Folgenden erläutert.

2.2. Kompetenzorientierung durch handlungsorientierten Unterricht

Das übergeordnete Ziel der Ausbildung zur Pflegefachfrau/ mann ist eine berufliche Handlungskompetenz zu erlangen. Um diese zu erlangen ist es unerlässlich, dass Inhalte in der Ausbildung handlungsorientiert und lernfeldübergreifend unterrichtet werden.

Ein Leitfaden für das handlungsorientierte Unterrichten und Prüfen ist die vollständige Handlung. Diese ist eine Grundlage zu Strukturierung des Unterrichts und der Prüfung (Drude & Herrgesell, 2005, S. 51).

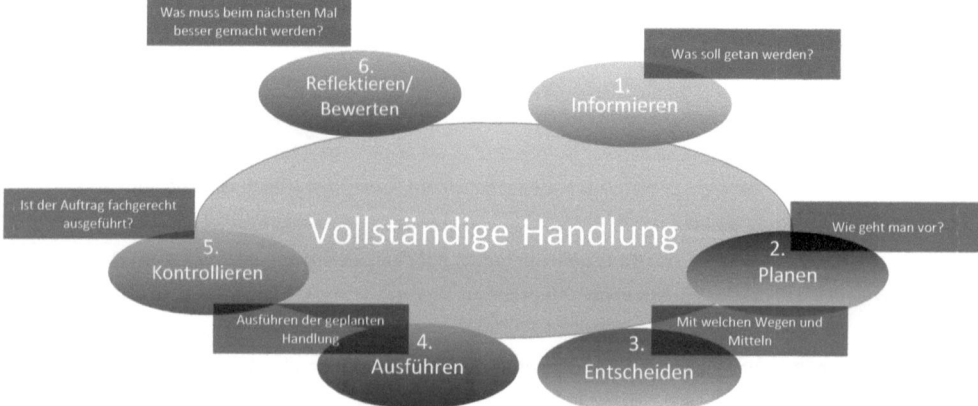

Abbildung 1: **Vollständige Handlung** *Eigene Darstellung in Anlehnung an: (Bader, 2004, S.63).*

Merkmale einer Handlungsorientierung sind laut Schneider (2005, S. 32-35): Das Lernfeldkonzept, Subjektbezug, Tätigkeits- und Handlungsbezug, Interaktions- Erfahrungs- und Problembezug, einbeziehen der Sinne und das einplanen von Handlungsspielräumen. Das Grundgerüst stellt lt. Schneider das **Lernfeldkonzept** dar. Lernfeldkonzept bedeutet, dass eine Orientierung an den beruflichen Handlungsfeldern und Problemstellungen erfolgt. Im Lernfeldkonzept wird der Unterricht nicht in traditionellen Fächern organisiert, sondern in Lernfelder. Es entsteht also ein fächerübergreifender Lehrplan. Dieses fächerübergreifende Konzept wird in der den Rahmenlehrplänen konsequent verfolgt: *„Im Rahmenlehrplan und Rahmenausbildungsplan werden kompetenzorientierte und fächerintegrative Curriculum Einheiten [...] festgelegt."* *(PflAPrV; §51; Abs. 2)*. Als weiteres Prinzip ist für Schneider (2005, S. 33) der **Subjektbezug** wichtig. Damit ist gemeint, dass der Lehrende vom lernenden Subjekt ausgeht und somit die subjektive Sichtweise des Lernenden zulässt und fördert. Dies impliziert, dass der Lehrende verschiedene Lernwege, Fehler, Umwege und individuelle Selbstorganisation zulässt. Weiterhin von Bedeutung ist natürlich auch der **Tätigkeits- und Handlungsbezug**. Dieser äußert sich in Unterricht, der sich an der klassischen Drei-Schritt-Methode (Planung, Durchführung, Evaluation) orientiert, die den Lernenden ermöglicht, dass sie selbstständig tätig sind. Das eigenständige Handeln sollte einen **Interaktions-, Erfahrungs- und Problembezug** haben. Hergestellt wird dieser, indem die Lernenden sich mit komplexen und sinnvollen Aufgaben, Problem- und Fragestellungen selbstständig auseinandersetzen. Wenn möglich sollten diese Aufgaben alle **Sinne mit einbeziehen**. Das sollte über die „üblichen Sinne" (Schneider, 2005, S.34), wie Hände, Augen, Ohren hinausgehen. Der Einbezug von Gefühlen, Emotionen und persönlicher Identifikation (vgl. Gudjons, 2014, S. 51) und „Kopf, Herz und Hand" (Schneider, 2005, S.34) spielen dabei ebenfalls eine wichtige Rolle. Um einen handlungsorientierten Unterricht durchzuführen muss der Lehrende **Handlungsspielräume** für Lernende und sich **einplanen**. Voraussetzung für die teils sehr großen Handlungsspielräume ist Eigenverantwortung und Selbstständigkeit der Lernenden. Durch Handlungsspielräume nehmen sie dem Lehrenden ein Teil seiner „Sicherheit" (Schneider, 2005, S.34) im Unterricht, da es zu unerwarteten Ereignissen kommen kann.

Die hier genannten Merkmale zur Handlungsorientierung sollten sowohl zur Gestaltung von handlungsorientiertem Unterricht als auch zur Gestaltung eines kompetenzorientierten und handlungsorientierten Prüfungsgeschehens herangezogen werden.

Resultierend aus dem Kompetenzbegriff und der Handlungsorientierung entstehen folgende Anforderungen an eine kompetenzorientierte Prüfung:

- Konkrete komplexe Situationsbezug aus dem Alltag der Pflege
- Selbstorganisiertes Handeln
- Lernfeldübergreifende Wissensüberprüfung

- Aktivierung von Fachwissen
- Einbeziehung von Reflexion
- Interaktions-, Erfahrungs- und Problembezug
- Prozessorientierte Vorgehensweise
- Subjektbezug
- Tätigkeits- und Handlungsbezug
- Handlungsspielräume

2.3. Prüfung, Lernerfolgsüberprüfung

Seit der Einführung des Lernfeldkonzepts und dem damit verbundenem handlungsorientierten Unterricht steht die Frage im Raum, wie man die Lernerfolgskontrolle mit dem handlungsorientierten Unterricht verbinden kann (Urlich, 2021, S. 182). Beim handlungsorientierten Unterricht steht die Selbständigkeit der Auszubildenden im Vordergrund, daher sollte dies in einer Prüfung gleichermaßen verfolgt werden.

2.3.1. Funktion von Prüfungen

Das übergeordnete Ziel einer Prüfung ist die Vorbereitung auf die realen Anforderungen der Arbeitswelt der Auszubildenden (Ulrich, 2021, S. 182; Krabbe, 2020 S. 121).

Weitere Teilziele einer Prüfung sind Lernstandüberprüfungen. Es werden Lernfortschritte und Rückschritte sichtbar. Dies kann der Lehrer zur spezifischen Förderung der Auszubildenden nutzen und die Auszubildenden können sich und ihre Lernmethoden mit dem Ergebnis selbstreflektieren. Auch der die Lehrenden profitieren von einer Prüfung, indem sie ihre Lehrmethoden auf Effizienz und Verständlichkeit überprüfen (Ulrich, 2021, S.182).

Prüfungen haben lt. Flechsig (2018, S. 51-52) jedoch noch weitere Funktionen für die Auszubildenden. Sie haben eine Herrschafts- und Sozialisationsfunktion, was bedeutet, dass sie die Auszubildenden in eine Fachgemeinschaft einführen, einen Status verleihen und auch Legitimation für z.B. bestimmte Tätigkeiten verleihen (Zimmermann, 2018, S.51-52). Sie haben eine Rekrutierungsfunktion, was bedeutet, dass die eine Selektion, Auswahl oder Zuordnung getroffen werden kann, aufgrund der erbrachten Leistung. Des weiteren haben sie eine didaktische Funktion indem sie die Lehrenden und Lernenden eine Orientierung über die Ziele gibt, Lernmotivation fördern und als Diagnoseinstrument dienen. Und zuletzt können sie eine Prognose zu künftigen beruflichen Leistung der Auszubildenden stellen (Zimmermann, 2018, S.51-52). Die Anforderungen an eine Prüfung werden im folgenden beschrieben.

2.3.2. Gütekriterien

Die drei wichtigsten Gütekriterien für eine Prüfung sind Objektivität, Reliabilität und Validität (Bonse-Rohmann et al., 2008, S. 12-13):

- Objektivität

Das Kriterium der Objektivität ist erfüllt, wenn die Prüflinge unabhängig von den Prüfenden beurteilt werden. Das bezieht sich sowohl auf die Durchführung als auch auf die Bewertung und die Interpretation der Prüfung. In mündlichen und praktischen Prüfungen stellt das eine besondere Herausforderung dar (Grube et. al 2021, S. 52).

- Reliabilität

Das Kriterium der Reliabilität ist dann erfüllt, wenn das Instrument oder das Prüfungsvorgehen zu unterschiedlichen Zeitpunkten unter gleichen Bedingungen, dieselben Ergebnisse erzielt (Grube et. al 2021, S. 54).

- Validität

Das Kriterium der Validität ist dann erfüllt, wenn das definierte Ziel der Messung im Prüfungsverfahren auch gemessen wird (Grube et. al 2021, S. 54).

Weitere Nebengütekriterien zum Nachweis einer qualitativ hochwertigen Prüfung sind:

- Trennschärfe

Bedeutet, dass alle Auszubildenden transparent ihre eigenen Leistungen und Fähigkeiten gespiegelt bekommen (Bonse-Rohmann et al., 2008, S. 13).

- Handhabbarkeit

Bedeutet, dass das Prüfungsprozedere so gestaltet ist, dass die Prüfung gut einsetzbar ist. Das heißt, dass sowohl zeitliche Faktoren, personelle Faktoren, als auch die Komplexität der Prüfung angemessen sind. Die Prüfung muss von den Lehrenden im Lehralltag zu leisten sein (Bonse-Rohmann et al., 2008, S. 14).

- Angemessenheit

Bedeutet, dass bei einer Prüfung ausschließlich Inhalte abgeprüft werden, die zuvor in der Ausbildung erlernt wurden. Dabei ist zu beachten, dass auch methodisches Vorgehen vorab erlernt werden müssen (Bonse-Rohmann et al., 2008, S. 13).

- Transparenz

Die Auszubildenden sollten transparent über alle grundsätzlichen Aspekte der Prüfung informiert sein. Dazu zählen z.B. die Art der Aufgabenstellung, die Gewichtung unterschiedlicher Aufgaben und die Bewertungskriterien (Ulrich, 2021, S.187).

- Sinnhaftigkeit

Die Auszubildenden kennen die Funktion der Prüfung. Das führt dazu, dass Auszubildende sich motivierter in die Vorbereitung begeben (Bonse-Rohmann et al., 2008, S. 13).

2.3.3. Schwierigkeitsgrad einer Prüfung bestimmen

Der Schwierigkeitsgrad einer Prüfung ist stets an das Kompetenzniveau und an den Wissensstand der Auszubildenden anzupassen. Um das Kompetenzniveau der Auszubildenden festzustellen, können verschiedene Ansätze der Kompetenzentwicklung herangezogen werden. Ein anerkanntes Kompetenzmodell ist das nach Dreyfus und Dreyfus (1986):

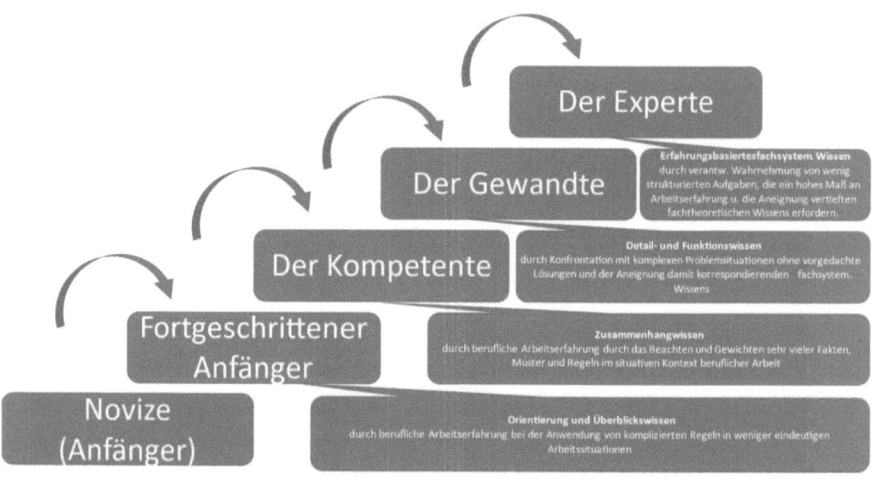

Abbildung 2: Kompetenzmodell nach Dreyfus (Eigene Darstellung in Anlehnung an Dreyfus und Dreyfus (1986))

Aufbauend auf das Kompetenzmodell von Dreyfus und Dreyfus entwickelte Reinhold (2003, S. 29) verschiedene Aufgabenbereiche. Wenn man davon ausgeht, dass die Auszubildenden sich bei der Kompetenzentwicklung zwischen Novizen und fortgeschrittenem Anfänger bewegen, dann ordnet man ihnen nach dem Kompetenzmodell von Dreyfus und Dreyfus (Siehe Abbildung 2) Orientierungs- und Überblickswissen zu. Die Auszubildenden, die sich in diesem Stadium befinden, sollten berufsorientierte Prüfungsaufgaben gestellt werden, die jedoch noch stark angeleitet sind. Auszubildenden, die sich zwischen fortgeschrittenem

Anfänger und Kompetenten befinden werden Zusammenhangswissen zugeschrieben. In dem Stadium sollten die Auszubildenden systematische Arbeitsaufgaben bekommen. Diese systematischen Aufgaben werden jedoch noch regelgeleitet bearbeitet. Im weiteren Verlauf befinden sich die Auszubildenden zwischen Kompetenten und Gewandten. In diesem Stadium geht man von Detail- und Funktionswissen bei den Auszubildenden aus, das bedeutet, dass sie in der Lage sind problembehaftete, spezielle Aufgaben zu bearbeiten. Diese Aufgaben sind weiterhin theoriegeleitet, besitzen jedoch eine große Freiheit bei der Bearbeitung. Im letzten Stadium befinden sich die Auszubildenden zwischen Gewandten und Experten, das bedeutet, dass sie erfahrungsbasiertes fachsystematisches Vertiefungswissen besitzen. In diesem Stadium sind sie in der Lage nicht vorhersehbare Arbeitsaufgaben zu bearbeiten. Diese Arbeitsaufgaben werden von den Auszubildenden erfahrungsgeleitet bearbeitet (Reinhold et. al., 2003, S.29).

In der vorliegenden Arbeit soll eine Prüfung zur Curriculums Einheit 08 erstellt werden, die am Ende des zweiten Ausbildungsdrittels stattfindet. Am Ende des zweiten Ausbildungsdrittels befinden sich die Auszubildenden zwischen Kompetenten und Gewandten. Das bedeutet, dass Sie einen beruflichen Gesamtzusammenhang erfassen und allgemeine berufliche Aufgabe mit Problemsituationen lösen können. Das Detailwissen fehlt jedoch noch zu großen Teilen. Für die Performanz Prüfung bedeutet das, dass systematische Aufgaben gestellt werden können, die kleinere fachliche Probleme enthalten und mehrere Handlungsoptionen fur die Auszubildenden darbieten. Die Aufgabe solle über das reine Anwendungswissen hinausgehen.

Im nächsten Kapitel wird erörtert, wie die Kompetenzen der Auszubildenden in einer kompetenzorientierten Prüfung gemessen werden können.

2.3.4. Kompetenzmessung in Prüfungen

Die Kompetenzmessung ist wie bereits in den vorherigen Kapiteln bereits erwähnt eine große Herausforderung (Rotthoff, 2018, S. 1). Um Kompetenzen wertneutral messen zu können, müssen Indikatoren entwickelt werden, die die Kompetenz messbar machen. Checklisten und Beobachtungsprotokolle können die Beurteilung objektivieren und Indikatoren festlegen. Nach Pugh und Smee (2015) gibt es folgende Anforderungen an Checklisten: Sie sollen diskret, beobachtbar und dichotom gestaltet sein. Das bedeutet sie sollen konkret beobachtbare Handlungsschritte überprüfen mit einer Ausprägung von z.B. Ja/ Nein oder Richtig/Falsch. Bei Bedarf kann noch eine dritte Ausprägung, wie teilweise hinzugefügt werden

Ergänzende Anforderungen an eine Checkliste sind lt. Schlegel (2018, S. 14):

- Das sie in Papierform vorhanden ist.
- Das sie mit präzisen Worten verfasst ist.
- Das das Checklisten-Kriterium mit einem Aktionsverb beginnt.

- Dass sie, bei chronologischen Handlungsabläufen auch chronologisch angeordnet ist.
- Das eine einfache Darstellung verwendet wird.

Kritik an Checklisten ist, dass sie oft exakte Handlungsabläufe verfolgen, was die Auszubildenden belohnt, die jeden einzelnen Schritt verfolgen. Routiniertere Auszubildende überspringen eventuell einige Schritte und erhalten dadurch weniger Punkte (Schlegel, 2018). Das heißt, dass die Checklisten, der Expertise der Auszubildenden nicht immer gerecht werden. Um die Auszubildenden jedoch fair zu behandeln, sollten weitere Beurteilungskriterien wie der die Gütekriterien einer Lernhandlung herangezogen werden. Mit den Gütekriterien lässt sich bewerten, mit welchen Fähigkeiten eine Aufgabe holistisch erfüllt wird. Die Prüfer können kriteriengeleitet feststellen, welche Kompetenzen die Auszubildenden zur Lösung der Aufgabe verwenden.

Bei den Gütekriterien muss jedoch die Gefahr der Subjektivität der Prüfer einbezogen werden. Minimiert werden kann diese durch klare Anweisungen für die Prüfer und ein gutes Training zu den Beurteilungskriterien (Schlegel, 2018). Außerdem können die Gütekriterien operationalisiert werden, so dass die Ausprägungen klar definiert werden. Die Prüfer sollten sich über die Leistung des Auszubildenden unterhalten und einen Konsens in der Bewertung der Kriterien finden.

Gütekriterien von Lernhandlungen		
Gütekriterium	Definition	Beispiele zur Ableitung von Beobachtungsmerkmalen
Zielgerichtetheit	bezeichnet die Fähigkeit, Probleme methodengeleitet und strukturiert zu lösen	• Organisiertes, stringentes Vorgehen • Ordnung der Teilschritte • Lösungsvorgehen ist nachvollziehbar und nicht zufallsgeprägt
Selbstbezug/ Selbstreflexion	bezieht sich auf die Fähigkeit und Bereitschaft, eigene Fähigkeiten selbstkritisch einzuschätzen und sich kreativ mit dem Handlungsgegenstand auseinander zu setzen	• Entwicklung und kritische Einschätzung der eigenen Persönlichkeit • Realistisches Selbstbild • Fähigkeit, Optimierungsansätze für das eigene Vorgehen zu finden • Beharrlichkeit bei komplexen Aufgaben
Selbstständigkeit	bezeichnet die Fähigkeit, Problemsituationen ohne äußere Hilfe zu lösen und zur Verfügung stehenden Hilfsmittel sinnvoll einzusetzen	• Problematische und herausfordernde Situationen werden ohne äußere Hilfestellung gelöst • Eigenständige Vernetzung und Erweiterung des Wissens
Soziale Eingebundenheit	bezieht sich auf die Fähigkeit einen Gruppenprozess mit zu tragen.	• Fähigkeit einen Gruppenprozesse zu tragen • Gegenseitige Unterstützung und kollektive Problemlösung

Gegenstands-bezug	bezieht sich auf die Fähigkeit, Probleme unter Berücksichtigung gängiger Normen und Vorschriften fachgerecht zu lösen	• Lösung der Aufgabe unter Berücksichtigung gängiger Normen und Regeln • Anwendung von Strategien und Methoden • Fachliche Richtigkeit • Erfüllung von formellen Auflagen

Tabelle 1: Gütekriterien von Lernhandlungen (Eigene Darstellung in Anlehnung an Richter,2002, S.15)

Eine Kombination aus Gütekriterien und Checkliste scheint sinnvoll zu sein, um objektiv sowohl technische Fähigkeiten als auch z.b. kommunikative Kompetenzen abzubilden, die in Checklisten nur schwer abgebildet werden können. Auch wenn die Checkliste zusammen mit den Gütekriterien einer Lernhandlung keinen Anspruch auf Vollständigkeit haben, führen diese zu einer umfänglichen Betrachtung der Handlungskompetenz. Es ist jedoch entscheidend, dass die einzelnen Gütekriterien an die beobachtbaren Handlungen angepasst werden und mit negativen und positiven Ausprägungen hinterlegt werden (Siehe Tabelle 2).

Gütekriterien zur Beobachtung einer Lernhandlung			
Positive Dimension	Ausprägung	Negative Dimension	Bemerkung
	Selbstständigkeit		
Die Problemsituation wird ohne äußere Hilfestellung gelöst	3 2 1 0	Die Problemsituation wird nicht ohne äußere Hilfestellung gelöst	

Tabelle 2: Exemplarische Gütekriterien zur Beobachtung einer Lernhandlung (Eigene Darstellung)

Nachdem die Gütekriterien ausformuliert worden sind, lässt sich ein Punktewert ermitteln. Dieser Punktewer wird in das modifizierte 100% Notenschema der KMK eingefügt um die Note zu ermitteln (Tabelle 3) .

Prozent	Note	Entsprechung	Bedeutung
100-98	1+	Sehr gut	Die Leitung entspricht im besonderem Maße den Anforderungen
97-95	1		
94-92	1-		
91-89	2+	Gut	Die Leitsung entspricht den Anforderungen voll.
88-84	2		
83-81	2-		
80-78	3+	Befriedigend	Die Leistung entspricht den Anforderungen.
77-70	3		
69-67	3-		
66-63	4+	Ausreichend	Die Leistung weist Mängel auf, entspricht aber im Ganzen noch den
62-54	4		Anforderungen
53-50	4-		
49-46	5+	Mangelhaft	Die Leistungen entspricht nicht den Anforderungen, lässt jedoch erkennen,
45-38	5		dass notwendige Grundkenntnisse vorhanden sind und die Mängel in
37-35	5-		absehbarer Zeit behoben werden können
>35	6	Ungenügend	Die Leistung entspricht nicht den Anforderungen.

Tabelle 3: Modifizierte 100%-Notenschema der KMK (Eigendarstellung nach Bohrer und Rüller 2004, S. 46)

3. Konzept einer kompetenzorientierten Prüfung in der generalistischen Ausbildung

In dem folgenden Kapitel wird die Entwicklung einer kompetenzorientierten Prüfung für die generalistische Pflegeausbildung nach den vorangegangenen Schritten durchgeführt.

3.1. Die Performanz Prüfung als Prüfungsform für die kompetenzorientierte Prüfung

Für eine kompetenzorientierte Prüfung stehen verschiedene Prüfungsverfahren zur Verfügung. Dazu zählen unter anderem der OSCE-Test (Objective Structured Clinical Examination), die Performanz-Prüfung, Der PEQ (Process oriented Essay Question Test), die Projektpräsentation und das Portfolio (Bonse-Rohmann et. al., 2008, S. 29-30). Aus Gründen der begrenzten Seitenanzahl werden diese Prüfungsverfahren an dieser Stelle nicht gegenübergestellt. In der vorliegenden Arbeit wird das Verfahren der Performanz-Prüfung näher betrachtet und angewendet.

Die Performanz Prüfung gehört zu den mündlichen Prüfungsverfahren. Das Ziel dieser Prüfungsform ist eine realitätsnahe, berufstypische Situation zu simulieren, in der die Kompetenzen sichtbar werden und beurteilt werden können (Krabbe et al., 2020, S. 122). Die Performanz Prüfung ist eine Prüfungsform, die sowohl den Gütekriterien, als auch den inhaltliche Kriterien einer kompetenzorientierten Prüfung entspricht. Nach Klafki (2007, S. 228) bezeichnet Performanz bzw. Leistung „Ergebnis und Vollzug einer Tätigkeit, die mit Anstrengung und gegebenenfalls Selbstüberwindung verbunden ist und für die Gütemaßstäbe anerkannt werden, die also beurteilt wird". Performanz ist laut Klafki also immer mit konkreten, leistungsbezogenen und beurteilbaren Verhalten verknüpft.

Eine Performanz Prüfung findet im schulischen Umfeld statt und simuliert realitätsnah berufstypische Handlungssituationen, in einem geschützten objektivierbaren Rahmen. Die Kompetenzen werden sichtbar und bewertbar (Bonse-Rohmann et. al. 2008, S.57). Es bieten sich grundsätzlich die Möglichkeiten Teilkompetenzen zu beurteilen und sowohl fachliche als auch methodische Vorgehensweisen zu überprüfen. Auch die Interaktion und der soziale Umgang mit dem Simulationspatienten ist beobachtbar. Zu Einschätzung der personalen Kompetenz kann die Reflexion der Prüfung herangezogen werden (Doll, 2016, S.172). Um weitere Realitätsnähe herzustellen ist eine Verbindung mit einem Fallausschnitt sinnvoll. Fallausschnitte sind Unterrichtsmaterialien, die eine hohe realitätsnähe aufweisen und Ereignisse des sozialen Lebens aufbereiten. Außerdem sind in einem Fallausschnitt Lehr-Lernhilfen zur Lösung des Falls vorhanden (Reetz, 1988, S.38). Fallausschnitte verfügen über eine Reihe von didaktischen Zielsetzungen und Ressourcen, die das prozesshafte gestalten und das kompetenzorientiere prüfen unterstützen.

Der große Vorteil von Performanz Prüfungen ist die Reduktion des personalen und organisatorischen Aufwands im Gegensatz zu einer praktischen Prüfung. Außerdem wird der Gefahr vorgebeugt, dass das Prüfungsgeschehen Konsequenzen auf den Gesundheitszustand eines Patienten haben könnte.

3.1.1. Der standardisierte Patient bei einer Performanz Prüfung

Bei dem standardisierten Patienten handelt es sich um einen schauspielenden Patienten, der daraufhin trainiert wurde, die Erkrankung und sein Verhalten zu präsentieren. Der „Schauspieler" hat sich dabei bei jedem Auszubildenden ähnlich zu verhalten, so dass eine Vergleichbarkeit und Objektivität der Prüfung gegeben ist (Schultz et al., 2007, S. 10). Grundsätzlich ist es wünschenswert, dass für die Simulationspatienten professionelle Schauspieler engagiert werden, da diese sich sowohl ausdrücken können, Gefühle und Gedanken verständlich machen können, als auch in der Lage sind flexibel reagieren zu können (Frei Blatter, Ochsner Oberarzbacher, 2007, S. 129-130). Es ist jedoch ebenfalls möglich mit Laienschauspielern zu arbeiten, die aus dem schulischen Bereich stammen wie z.B. Praxisanleiter, Auszubildende aus anderen Lehrjahren oder Lehrer-Kollegen (Bonse-Rohmann et al., 2008, S. 60). Vorteil dieser Variante ist der finanzielle Aspekt, als auch der einfacheren Gestaltung der Prüfung. Die „internen" Schauspieler besitzen eine thematische Eingebundenheit und können ihre praktischen Erfahrungen in das Geschehen mit einbinden. Nachteile könnten die Beeinflussung der Situation in eine bestimmte Richtung sein.

Durch die Rollenbeschreibung sind professionelle und Laienschauspieler dazu angewiesen angemessen zu reagieren.

3.1.2. Der Raum bei einer Performanz Prüfung

Um die Situation so praxisnah wie möglich zu gestalten ist es zu empfehlen, dass die Prüfung in einem simulierten Patientenzimmer durchgeführt wird. In den meisten Einrichtungen gibt es dazu Skills-Lap oder Demoräume.

3.1.3. Prüfungsablauf einer Performanz Prüfung

Die Auszubildenden erhalten den Fallstudie, die sie mit einer berufstypischen Situation, einem Problem konfrontieren. Dazu erhalten sie die Rollenbeschreibungen der beteiligten Personen.

Die Auszubildenden setzen sich mit dem Problem bzw. der Aufgabe auseinander und entwickeln Strategien diese Aufgabe zu bewältigen.

• Bearbeitungszeit 15 Min

In der "Spielphase" setzen sie die Strategien unter berücksichtigung der individuellen Interessen um.

• 20 Min

In der nächsten Phase reflektieren sie ihre angewandten Strategien und erzielten Ergebnisse.

• 15-20 Min

In der letzten Phase kommt es durch die Prüfer zur Notenfindung, Bekanntgabe und Begründung.

• 20-30 Min

Abbildung 3: Prüfungsablauf einer Performanz Prüfung (Eigene Darstellung in Anlehnung an Keim 1992, S. 20)

3.1.4. Voraussetzungen für eine Performanz Prüfung

Grundlage für die Durchführung einer Performanz Prüfung ist das in Kapitel 2.2 beschriebene handlungsorientierte Unterrichtskonzept. Das bedeutet, dass die Auszubildenden im Unterricht konkret auf die handlungsorientierte Prüfungssituation vorbereitet werden. Sie arbeiten mit konkreten Fallbeispielen, Rollenspielen und deren systematischen Reflexion. Wenn es möglich ist, sollte zur Reflexion Videotechnik verwendet werden. Diese kann als Grundlage zur Reflexion dienen, in dem sich einzelne Abschnitte mehrmals angesehen werden können. Um die Reflexion konstruktiv zu gestalten, sollten Feedback und Reflexionsregeln bekannt sein.

In der vorliegenden Arbeit wird eine Performanz Prüfung für die CE 08 entwickelt. Daher werden im nächsten Kapitel die Kompetenzen aus der Curriculum Einheit herausgeschrieben, die die Auszubildenden mit Abschluss der CE 08 nach Beendigung des zweiten Ausbildungsdrittels erlangt haben.

3.2. Kompetenzen der Auszubildenden in der CE 08

Exemplarisch soll die Prüfung zu der CE 08 entwickelt werden. Die Vorgehensweise ist jedoch auf alle weiteren CE's der generalistischen Pflegeusbildung übertragbar. Die CE 08 beinhaltet 160 Stunden in den ersten beiden Ausbildungsdritteln und 90 Stunden im dritten Ausbildungsdrittel. Die Prüfung findet nach Beendigung der 160 Stunden im zweiten Ausbildungsdrittel statt.

In der curricularen Einheit 08 werden im ersten und zweiten Ausbildungsdrittel die Begleitung und Unterstützung von zu pflegenden Menschen aller Altersgruppen, ihren Bezugspersonen und Familien in kritischen Lebenssituationen angesichts chronischer, onkologischer sowie lebens- limitierender Erkrankungen thematisiert. Ebenso findet eine erste Auseinandersetzung mit der Pflege sterbender Menschen statt (Rahmenpläne, 2019, S. 154).

Kompetenzbereiche in der generalistischen Ausbildung

1. Pflegeprozesse und Pflegediagnostik in akuten und dauerhaften Pflegesituationen verantwortlich planen, organisieren, gestalten, durchführen, steuern und evaluieren. (I)
2. Kommunikation und Beratung personen- und situationsorientiert gestalten. (II)
3. Intra- und interprofessionelles Handeln in unterschiedlichen systemischen Kontexten verantwortlich gestalten und mitgestalten. (III)
4. Das eigene Handeln auf der Grundlage von wissenschaftlichen Erkenntnissen und berufsethischen Werthaltungen und Einstellungen reflektieren und begründen. (IV)
5. Das eigene Handeln auf der Grundlage von wissenschaftlichen Erkenntnissen und berufsethischen Werthaltungen und Einstellungen reflektieren und begründen. (V)

Die farbliche Markierung dient im Folgenden für eine bessere Übersicht, welche Kompetenzbereiche angesprochen werden.

Kompetenzen nach den 160 Stunden im 1./2. Ausbildungsdrittel in der CE 08 (Rahmenlehrplan S. 15..):

- *Die Pflege von Menschen aller Altersstufen verantwortlich planen, organisieren, gestalten, durchführen, steuern und evaluieren (I.1 a-h).*
- *Pflegeprozesse und Pflegediagnostik bei Menschen aller Altersstufen mit gesundheitlichen Problemlagen planen, organisieren, gestalten, durchführen, steuern und evaluieren unter dem besonderen Fokus von Gesundheitsförderung und Prävention (I.2 a-d, f, g).*

Die Auszubildenden
- *pflegen, begleiten und unterstützen Menschen aller Altersstufen in Phasen fortschreitender Demenz oder schwerer chronischer Krankheitsverläufe (I.3.a).*
- *verfügen über grundlegendes Wissen zu Bewältigungsformen und Unterstützungsangeboten für Familien in entwicklungs- oder gesundheitsbedingten Lebenskrisen (I.3.b).*
- *beteiligen sich an der Durchführung eines individualisierten Pflegeprozesses bei schwerstkranken und sterbenden Menschen in verschiedenen Handlungsfeldern (I.3.c).*
- *begleiten schwerstkranke und sterbende Menschen, respektieren deren spezifische Bedürfnisse auch in religiöser Hinsicht und wirken mit bei der Unterstützung von Angehörigen zur Bewältigung und Verarbeitung von Verlust und Trauer (I.3.d).*
- *verfügen über grundlegendes Wissen zu den spezifischen Schwerpunkten palliativer Versorgungsangebote (I.3.e).*
- *wahren das Selbstbestimmungsrecht des zu pflegenden Menschen, insbesondere auch, wenn dieser in seiner Selbstbestimmungsfähigkeit eingeschränkt ist (I.6.a).*
- *erkennen eigene Emotionen sowie Deutungs- und Handlungsmuster in der Interaktion (III.1.a).*
- *wenden Grundsätze der verständigung- und beteiligungsorientierten Gesprächsführung an (III.1.d).*
- *respektieren Menschenrechte, Ethikkodizes sowie religiöse, kulturelle, ethnische und andere Gewohnheiten von zu pflegenden Menschen in unterschiedlichen Lebensphasen (II.3.a).*
- *erkennen ethische Konflikt- und Dilemmasituationen, ermitteln Handlungsalternativen und suchen Argumente zur Entscheidungsfindung (II.3.c).*
- *sind sich der Bedeutung von Abstimmungs- und Koordinierungsprozessen in qualifikationsheterogenen Teams bewusst und grenzen die jeweils unterschiedlichen Verantwortungs- und Aufgabenbereiche begründet voneinander ab (III.1.a).*
- *fordern kollegiale Beratung ein und nehmen sie an (III.1.b).*
- *wirken entsprechend den rechtlichen Bestimmungen an der Durchführung ärztlich veranlasster Maßnahmen der medizinischen Diagnostik und Therapie im Rahmen des erarbeiteten Kenntnisstandes mit (III.2.b).*
- *wirken entsprechend ihrem Kenntnisstand in der Unterstützung und Begleitung von Maßnahmen der Diagnostik und Therapie mit und übernehmen die Durchführung in stabilen Situationen (III.2.d).*
- *verfügen über grundlegendes Wissen zur integrierten Versorgung von chronisch kranken Menschen in der Primärversorgung (III.3.e).*
- *orientieren ihr Handeln an qualitätssichernden Instrumenten, wie insbesondere evidenzbasierten Leitlinien und Standards (IV.1.b).*
- *verfügen über ausgewähltes Wissen zu gesamtgesellschaftlichen Veränderungen, ökonomischen, technologischen sowie epidemiologischen und demografischen Entwicklungen in Gesundheits- und Sozialsystem (IV.2.b).*
- *sind aufmerksam für die Ökologie in den Gesundheitseinrichtungen, verfügen über grundlegendes Wissen zu Konzepten und Leitlinien für eine ökonomische und ökologische Gestaltung der Einrichtung und gehen mit materiellen und personellen Ressourcen ökonomisch und ökologisch nachhaltig um (IV.2.e).*

- *erschließen sich wissenschaftlich fundiertes Wissen zu ausgewählten Themen und wenden einige Kriterien zur Bewertung von Informationen an (V.1.b).*
- *begründen und reflektieren das Pflegehandeln kontinuierlich auf der Basis von ausgewählten zentralen pflege- und bezugswissenschaftlichen Theorien, Konzepten, Modelllen und evidenzbasierten Studien (V.1.c).*
- *nehmen drohende Über- oder Unterforderungen frühzeitig wahr, erkennen die notwendigen Veränderungen am Arbeitsplatz und/oder des eigenen Kompetenzprofils und leiten daraus entsprechende Handlungsinitiativen ab (V.2.b).*
- *gehen selbstfürsorglich mit sich um und tragen zur eigenen Gesunderhaltung bei, nehmen Unterstützungsangebote wahr oder fordern diese am jeweiligen Lernort ein (V.2.c).*

Abbildung 4: Auszug aus den Rahmenrichtlinien (Eigene Ergänzung der farblichen Markierung)

3.3. Mögliche Kombinationen von Kompetenzen für eine Prüfung am Ende der CE 08

In diesem Kapitel werden die Kompetenzen, die die Auszubildenden am Ende der CE besitzen in verschiedene Themenkombinationen unterteilt, die jeweils alle 5 Kompetenzbereiche abbilden. Aus diesen 5 Kompetenzkombinationen können anschießend 4 unterschiedliche Prüfungssituationen für eine Performanz Prüfung abgeleitet werden.

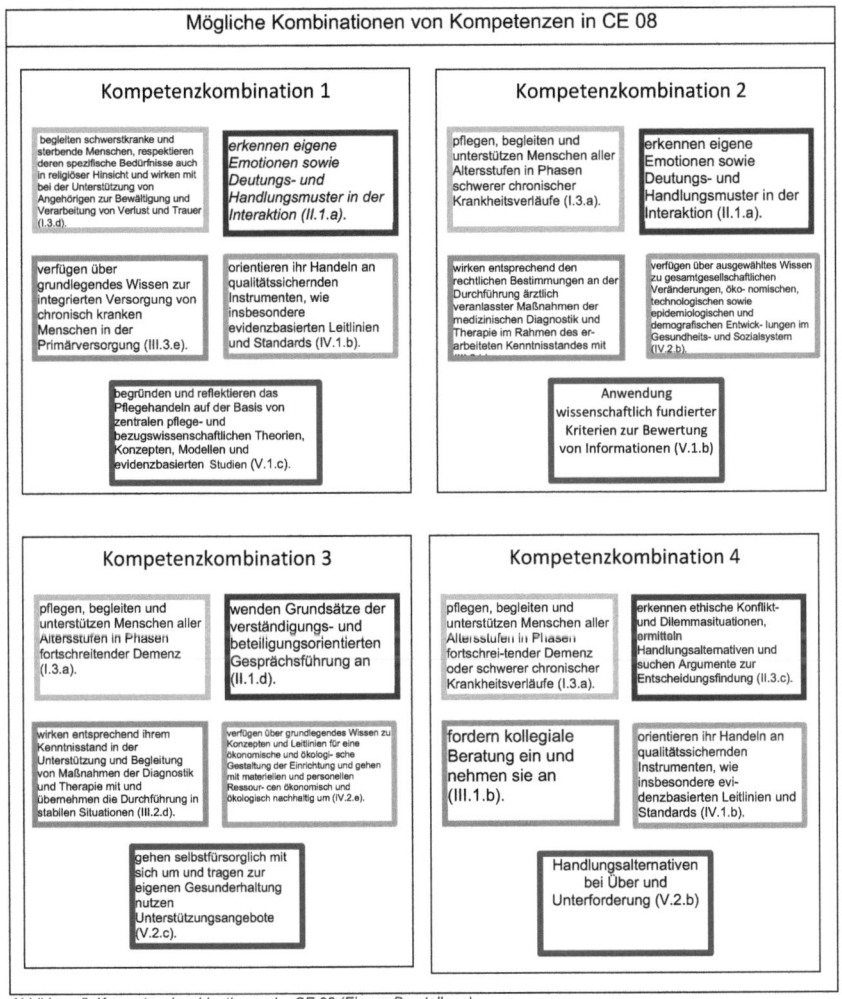

Abbildung 5: Kompetenzkombinationen der CE 08 (Eigene Darstellung)

Zusammenstellung der Kompetenzen aus jeweils den Kompetenzbereichen I-V, so dass mit vier Performanz Prüfungen das gesamte Kompetenzspektrum der CE 08 abgeprüft werden könnte.

Um aus diesen Kompetenzkombinationen jeweils konkrete Fallsituation zu erstellen, müssen die gelehrten Inhalte erschlossen und bekannt sein. Diese werden im nächsten Kapitel beschrieben.

3.4. Inhalte, die aus den Kompetenzen resultieren

Fokus auf Auszubildende

- *persönliche Reflexion kritischer Lebenssituationen und des eigenen Erlebens angesichts chronisch/onkologisch erkrankter und sterbender Menschen aller Altersstufen*
- *Reflexion eigener Bewältigungsstrategien, Erkennen von Faktoren der Resilienz und/oder (drohender) Überforderung, frühzeitiges Annehmen und aktives Einfordern von Unterstützungsangeboten*
- *mit belastenden Erfahrungen umgehen, kollegiale Beratung in Anspruch nehmen, an Ritualen im Team mitwirken*

Fokus auf zu pflegende Menschen und ihre Bezugspersonen und Familien

- *Pflegebedarfe feststellen, Planung, Steuerung, Durchführung, Dokumentation und Evaluation des Pflegeprozesses zur Erhaltung der Lebensqualität mit Menschen, die von kritischen Lebenssituationen betroffen sind, – dabei:*
  - o *Bezugnahme auf entsprechende Pflegemodelle (z. B. Trajekt-Modell nach CORBIN/STRAUSS)*
  - o *Auseinandersetzung mit ausgewählten chronischen oder onkologischen Erkrankungen in verschiedenen Altersstufen*
  - o *Unterstützung bei der Emotionsbewältigung*
  - o *Aktive Bewältigung der kritischen Lebenssituation unterstützen, z. B. Sinnfindung unterstützen*
  - o *sterbende Menschen und deren Bezugspersonen im Sterbeprozess begleiten, Trauerarbeit unterstützen*
- *Gestaltung von Pflegeprozessen unter Einbezug des Expertenstandards „Schmerzmanagement in der Pflege bei chronischen Schmerzen" und relevanter Leitlinien sowie weiterer pflegewissenschaftlicher Erkenntnisse*
- *Palliative Care als Konzept und Versorgungsansatz, insbesondere Leiden lindern und vorbeugen sowie Wohlbefinden fördern im Rahmen des Schmerzmanagements, bei Mundschleimhautproblemen etc.*
- *Personen- und situationsbezogene Gesprächsführung, u. a. Beileidsbekundungen aussprechen*
- *Unterstützung z. B. bei der individuellen Auseinandersetzung mit den Veränderungen und bei der Lebensführung*
- *Informationsgabe, z. B. zur Förderung der Alltagskompetenz, der Familiengesundheit und der Selbstwirksamkeit*
- *eigenständige Durchführung ärztlich angeordneter Maßnahmen im Rahmen der Diagnostik und Therapie von Menschen mit chronischen und onkologischen Erkrankungen, Mitwirkung*

an Therapien (z. B. Chemotherapie, inkl. Arbeitsschutz, Konzepte und Leitlinien zur ökonomischen und ökologischen Gestaltung der Einrichtung)
• Assistenz bei ärztlichen Interventionen
• Interventionen zur Unterstützung der erwünschtem Wirkung medizinischer Therapien
• Mitwirkung an Entscheidungsfindungsprozessen
• im intra- und interprofessionellen Team zusammenarbeiten
Analyse von Versorgungskontexten und Systemzusammenhängen in Einrichtungen der Akut- und Langzeitversorgung, ökonomische und ökologische Prinzipien beachten

Abbildung 6: Auszug aus den Rahmenrichtlinien S.161

Resultierend aus den Kombinationen der Kompetenzen, die in der Prüfung abgebildet werden, kann man exemplarisch für die Kompetenzkombination 1 folgende konkrete Inhalte herausfiltern:

Mögliche Inhalte zu den Kompetenzen	
begleiten schwerstkranke und sterbende Menschen, respektieren deren spezifische Bedürfnisse auch in religiöser Hinsicht und wirken mit bei der Unterstützung von Angehörigen zur Bewältigung und Verarbeitung von Verlust und Trauer (I.3.d).	erkennen eigene Emotionen sowie Deutungs- und Handlungsmuster in der Interaktion (II.1.a).

• ein Mensch mit einer COPD im Endstadium (chronische Erkrankung, schwerstkrank)
• Spezielle Pflegemaßnahmen bei COPD
  o Notfallmaßnahmen
  o Sekretlösende Maßnahmen
  o Atemtrainer
  o Mitwirken bei der Sauerstofftherapie
  o Atemunterstützende Lagerungen
  o Atemerleichternde Maßnahmen
    ▪ Lippenbremse, Kutscher Sitz
• spezifischen medizinisch-pflegerischen Unterstützungsbedarf schwer kranker Menschen bzgl. der Körperpflege, Ernährung, Flüssigkeitszufuhr, Lagerung, Atmung
• religion- und kulturspezifische Maßnahmen bei der Versorgung
	• Verständnis für unterschiedliche Bedürfnisse der Betroffenen und Angehörigen
	• Informieren Betroffene und Bezugspersonen gezielt zum Abbau von Ängsten und Spannungen
	• reflektieren die mit der Begleitung Sterbender und ihrer Angehörigen verbundene „emotionale Arbeit" als Aufgabe professioneller Pflege

verfügen über grundlegendes Wissen zur integrierten Versorgung von chronisch kranken Menschen in der Primärversorgung (III.3.e).	orientieren ihr Handeln an qualitätssichernden Instrumenten, wie insbesondere evidenzbasierten Leitlinien und Standards (IV.1.b).

• DMP bei COPD
• Patientenverfügung
• Beratung
   ○ Verlust und Trauer
   ○ Versorgung palliativer Angehöriger
	• Beratungsprozess (z.B. nach Hardeland) als strukturierendes Qualitätsinstrument
	• Supervisionen oder kollegiale Visiten für das professionelle Handeln

• begründen und reflektieren das Pflegehandeln auf der Basis von zentralen pflege- und bezugswissenschaftlichen Theorien, Konzepten, Modellen und evidenzbasierten Studien (V.1.c)

○ Auswirkungen des Sterbeprozesses und seiner Phasen auf das Verhalten terminal Erkrankter und ihrer Angehörige

○ Trajekt Modell nach Corbin und Strauss

○ Konzept der spezialisierten ambulanten Palliativversorgung

   ▪ erläutern die Bedeutung von Abschiedsritualen (z.B. Beerdigung, Trauerfeiern)

Tabelle 4: Inhalte zu den Kompetenzen aus der CE 08 (Eigene Darstellung)

Die Aufstellung der einzelnen Themen sollte an den jeweiligen curricularen Vorgaben der einzelnen Pflegeschulen orientiert sein.

Im folgenden Kapitel werden die Prüfungsmaterialien zusammengestellt. Aufgrund der begrenzten Seitenanzahl einer Hausarbeit wird ab diesem Zeitpunkt ausschließlich die Themenkombination 1 betrachtet.

4. Erstellung der Prüfungsmaterialien resultierend aus den Inhalten und Kompetenzen

Nachdem nun die Kompetenzerwartungen und die konkreten Inhalte formuliert worden sind, kann nun die Gestaltung der Prüfungsmaterialien beginnen. Ein Fallausschnitt mit einer Prüfungsaufgabe dient als Grundlage für die Fallsituation (4.1/ 4.2), in der sich die Auszubildenden in der Performanz Prüfung befinden. Für den „standardisierten Patienten" muss eine Rollenzuweisung erstellt werden (4.3). Anschließend wird ein Erwartungshorizont erstellt (4.4) und darauf aufbauend wird ein Beobachtungsbogen in Kombination mit einer Checkliste (4.5) angefertigt. Die erreichten Punkt aus dem Beobachtungsbogen werden mittels Bewertungskriterien in eine Note transferiert (4.6).

4.1. Fallausschnitt

Der konstruierte Fallausschnitt soll eine Grundlage für die Fallsituation bieten. Es ergeben sich spezielle Bedarfe in Bezug auf die den Pflegeprozess, die Kommunikation und Beratung, das interprofessionelle Handeln, und das Handeln auf Grundlage von ethischen und wissenschaftlichen Grundlagen.

Es war nicht gerade ihr Traumjob gewesen, doch hatte Sultan Güden es 20 Jahre in der Nadelfabrik am Band ausgehalten. Ein Grund dafür war, dass sie sich meistens gut mit ihren Kolleginnen verstand und auch bei der kleinsten Pause trafen sie sich in einem Kämmerlein, um zu rauchen und über Gott und die Welt zu reden. Sultan Güden ist jetzt 56 Jahre alt und schon seit zwei Jahren berentet. Sie ist einfach viel zu kurzatmig, um die Arbeit noch machen zu können. Immer häufiger war die Atemnot auch in Ruhephasen aufgetreten, selbst beim Lesen. Körperliche Belastungen ist ihr kaum noch möglich. Ihre Rente verbringt sie mit ihrem Ehemann zusammen. Sie haben nicht sehr viel Geld, aber leben ein bescheidenes Leben. Sie gehen jeden Sonntag gemeinsam in die Moschee und sind sehr gläubige Muslime. Sie haben zwei Kinder, die täglich bei ihren Eltern vorbeischauen. Die Töchter unterstützen den Pflegedienst, in dem sie unterstützend tätig sind in der täglichen Arbeit.

Seit ihrer Jugend raucht Frau Güden 30 bis 40 Zigaretten täglich. Auch ihr Mann Mohammed war immer ein starker Raucher. Es war ihnen bewusst, dass der andauernde Husten und die häufigen Infektionen, besonders in der kalten Jahreszeit, irgendwie mit dem Rauchen zusammenhingen. Sultan war selbst schon mehrfach wegen einer Lungenentzündung im Krankenhaus.

Die Medikamente und Sprays, die ihr der Hausarzt verschrieben hatte, halfen bei ihrer Atemnot anfangs ganz gut und sie konnte wieder etwas mehr im Haushalt machen oder auch mal einkaufen. Seit einem halben Jahr halfen auch die Sprays nur noch wenig und der Hausarzt ordnete eine kontinuierliche Sauerstofftherapie bei ihr an. Seither hat sie ein mobiles Sauerstoffgerät im Haus.

Zuletzt hat sie sich schon wieder eine Erkältung eingefangen, die wie immer auf die Lunge übergriff. Das Sputum, das sie produziert, ist grünlich. Sie ist noch schwächer, fühlte sich abgeschlagen und ruft jetzt Sie als ihren Pflegedienst an. Aufgrund der großen Ängste von Frau Güden und ihrem Ehemann entscheiden Sie sich Familie Güden in ihrem Haus zu besuchen.

Abbildung 7: Prüfungsmaterialien: Fallausschnitt (Eigene Darstellung)

Zur Überprüfung des Falls können die Kriterien von Hundenborn 2007, S. 56-63 herangezogen werden. Nach den Kriterien von Hundenborn, sollte ein Fall eine konkrete Wirklichkeit abbilden. Dies ist in dem vorliegenden Fallausschnitt erfüllt. Der Fallausschnitt weist einen konkreten praktischen Bezug auf und könnte in ähnlicher Form stattfinden. Ein weiteres Kriterium ist die Überschaubarkeit des Falls. Auch dieses Kriterium ist erfüllt. Der Fall ist knapp eine Din A 4 Seite Lang und für einen Auszubildenden im zweiten Ausbildungsdrittel gut zu lesen. Er lässt mehrere Lösungsmöglichkeiten der Situation zu und hat einen angemessenen Spielraum, was weitere Gütekriterien darstellt. Aus dem Fall resultierend sollten sowohl nomothetische, als auch ideographische Aussagen ermöglicht werden (ebd.). Im Fall sind regelhafte Gesetzmäßigkeiten, wie z.B. Beratung und Information zur Sauerstofftherapie und das Vorgehen bei Ängsten beschrieben. Diese Informationen müssen jedoch fallspezifisch angepasst werden. Der Fall bildet eine Pflegesituation ab, die für das Berufsfeld der Pflege in besonderem Maße relevant ist. Die Pflegesituation enthält einen Pflegeanlass, beschreibt das Erleben und Verarbeiten, hat verschiedene Interaktionsstrukturen und bildet einen institutionellen Kontext ab (systemischer Ansatz von Pflege). Eingebettet ist die Pflegesituation in einen gesellschaftlichen Kontext, so wie ein Wertesystem (systemischer Ansatz von Pflege, Hundenborn (2007 S. 42). Beratungsbedarfe als zentrale Elemente pflegerischen Handelns sind in der Pflegesituation abgebildet. Das Gütekriterium, dass der Fall wissenschaftliche Erkenntnissen gerecht wird, kann nur teilweise erfüllt werden. Die wissenschaftlichen Erkenntnisse werden aber im weiteren Verlauf von großer Bedeutung sein, da der

Auszubildende die Situation mit wissenschaftlich fundierten Kenntnissen lösen muss (Beratungsansätze, atemerleichternde Maßnahmen, Sauerstofftherapie usw.). Das letzte Gütekriterium nach Hundenborn (2007, S. 56-63) ist, dass der Fall einen angemessenen Schwierigkeitsgrad haben muss. Der Schwierigkeitsgrad ist angemessen, da die Auszubildenden die geforderten Inhalte in der vorangegangenen Curriculum Einheit 08 erlernt haben und bereits ausreichend Praxiserfahrung haben um die Pflegesituation einzuschätzen. Um den Fall lösen zu können benötigen die Auszubildenden übergreifende Kenntnisse und Fähigkeiten.

4.2. Prüfungsaufgabe

Die zum Fall zugehörigen Prüfungsaufgaben können verschiedene Schwierigkeitsgrade annehmen. Hundenborn, (2007, S.172) erläutert, dass je präziser eine Aufgabe formuliert ist, desto geringer wird der Handlungsspielraum der Auszubildenden. Das bedeutet, dass damit auch weniger Möglichkeit zur Überprüfung der handlungsorientierten Kompetenzen gegeben ist. Wenn die Aufgabe jedoch zu weit gefasst ist, dann wird die Vergleichbarkeit der Lösung für die Prüfer schwieriger. Es ist daher zu beachten, dass das richtige Maß gefunden wird. Die Prüfungsaufgabe wird so zusammengestellt, dass der Auszubildende vor ein lösbares Problem gestellt wird, das eine pflegerische Intervention erfordert. Bei der Ausführung der Intervention ist der Auszubildende frei in der Wahl seiner Ansätze. Die Strategien, die in der vorherigen CE handlungsorientiert unterrichtet worden sind, werden vom Auszubildenden systematisiert und begründet angewendet (Reflexion) (Weidauer, 2015, S. 107). Aufgrund dieser Kriterien kann die Prüfungsaufgabe folgendermaßen aussehen:

Prüfungsaufgabe:
Aufgrund der großen Ängste von Frau Güden und ihrem Ehemann entscheiden Sie sich Familie Güden in ihrem Haus zu besuchen. Erkundigen Sie sich vor Ort nach dem Befinden und führen Sie eine Patientenbeobachtung durch. Beraten Sie Frau Güden und ihren Ehemann bezüglich ihrer Ängste und der ambulanten Sauerstofftherapie.
Entwickeln Sie eine Strategie, wie Sie Frau Güden und ihrem Ehemann helfen können.

Abbildung 8: Prüfungsmaterialien: Prüfungsaufgabe (Eigene Darstellung)

Aus der Prüfungsaufgabe resultiert die Grundausrichtung der Prüfung. Sie lässt jedoch individuelle Handlungsstrategien offen. Die Auszubildenden müssen sich außerdem zusätzlich zum Fallausschnitt vor Ort individuell mit Frau Güden auseinandersetzen und ihre persönlichen Bedürfnisse ermitteln. Durch standardisierte Aussagen der Patientin lassen sich die Reaktionen des Auszubildenden auf die Situation überprüfen (Doll, 2016, S. 170).

4.3. Rollenanweisung für den standardisierten Patienten

Bei der Rollenanweisung geht es darum dem Patienten („dem Schauspieler") die Situation zugänglich zu machen. So ist sichergestellt, dass es zu bestimmten Themen kommt und eine Vergleichbarkeit der Prüfung gewährleistet ist. Es bietet den „Schauspielern" eine Orientierung bezüglich der Prioritätensetzung. Die Anforderungen an den standardisierten Patienten sehen bei dem Prüfungsverfahren folgendermaßen aus:

Situation
Sie sind Frau Sultan Güden. Sie sind 56 Jahre alt und seit zwei Jahren frühberentet. Zuvor haben sie in einer Nadelfabrik am Band gearbeitet. Auf der Arbeit haben sie sehr guten Kontakt zu ihren Kolleginnen gehabt und sind oft mit diesen rauchen gewesen. Aufgrund der Kurzatmigkeit und der Atemnot (auch in Ruhe) können sie ihrer Arbeit nicht mehr nachkommen.
Sie rauchen seit ihrer Jugend täglich 20-30 Zigaretten und können sich auch in ihrem jetzigen Zustand nicht ganz davon trennen (Sie rauchen aber nur noch 2-3 Zigaretten am Tag).
Sie hatten schon mehrfach eine Lungenentzündung und waren deshalb auch schon mehrmals im Krankenhaus.
Sie nehmen Medikamente und Sprays ein (Als Dauer und Bedarfsmedikation), die jedoch immer weniger helfen.
Aufgrund der niedrigen Sauerstoffwerte haben sie seit einem halben Jahr ein mobiles Sauerstoffgerät, dass sie 16 Stunden am Tag benutzen.
Aktuell haben sie eine Erkältung, die auf die Lunge übergegriffen hat und eine Lungenentzündung hervorgerufen hat. Sie produzieren grünliches Sputum.
Sie bekommen sehr schlecht Luft und geraten in Angst. Daher haben Sie ihren Pflegedienst angerufen.

Emotionale Verfassung
Sie haben Angst, da sie noch schlechter Luft bekommen als sonst und die Bedarfsmedikation nicht geholfen hat.

Persönliche Gesunderhaltung
Sie sind eine Patientin, die meint „Expertin" ihrer Erkrankung zu sein. Sie leben schon 10 Jahre mit den Symptomen und nehmen Hilfen und Beratungsinhalte nicht kompromisslos hin. Ihnen ist es wichtig die Maßnahmen so auszudehnen, dass sie trotzdem noch das Gefühl von „sich etwas gönnen" haben. (z.B. 2-3 Zigaretten am Tag anstatt 20-30)

Sozialer Hintergrund
Sie verbringen ihre Rente mit ihrem Ehemann Mohamed Güden.
Sie haben nicht viel Geld, aber sind zufrieden mit ihrem aktuellen Lebensstandard. Sonntags gehen sie mit ihrem Ehemann zusammen in die Moschee. Sie sind streng gläubige Muslime. Sie haben zwei Kinder, die sie täglich besuchen kommen und einen Pflegedienst der sie zwei Mal am Tag unterstützt.

Standardisierte Aussagen
Zu Beginn:
„Ich bekomme keine Luft mehr"
Im Gesprächsverlauf:
„Ich bin so verschleimt, wissen sie was ich dagegen machen kann?"
„Ich bin so geschwächt, dass ich es nicht einmal am Sonntag zur Moschee schaffe"
Zum Ende des Gesprächs:
„Ich komme immer durcheinander mit den ganzen Terminen bei den Ärzten, wissen sie wann ich zu welchem Arzt muss?"
„Was ist nochmal dieses DMP wo sie von sprechen?"
Standardisierte Handlungen
Zu Beginn:
Aus Angst und Atemnot drehen sie die Sauerstoffzufuhr des mobilen Sauerstoffgeräts immer höher.
Vom Berater empfohlene Informationen und Lösungen, die für sie angemessen sind
Zu Beginn (Angst, Notfall):
Ruhe bewahren/ Verständnis für die Situation aufbringen
Atemübungen (Kutscher Sitz, Torwart Haltung)
Notfallmedikamente (Salbutamol o.Ä. (Richtige Anwendung und Anleitung)
Im Gesprächsverlauf:
Allgemeine Informationen zu sekretlösenden und atemerleichternden Maßnahmen
Sekretlösende Maßnahmen (Sekret verflüssigen -> Medikamente, Inhalationen, viel Flüssigkeit usw. -> Sekret mobilisieren (Dehnlagerungen, „Huffing" o.Ä) -> Sekret beobachten)
Am Ende des Gesprächs:
Informationsgabe über DMP COPD

Die sehr konkrete und ausführliche Rollenbeschreibung ermöglicht einen standardisierten Rahmen für die Prüfung. Der Simulationspatient ist gut vorbereitet und kann auf unterschiedliche Auszubildende vergleichbar reagieren.

4.4. Erwartungshorizont

Um als Prüfer möglichst objektiv beurteilen zu können ist ein klarer Erwartungshorizont nötig. Dieser ist im Folgenden niedergeschrieben.

Der Auszubildende...

- wählt eine angemessene Gesprächs- bzw. Beraterstrategie aus und systematisiert sein Vorgehen,
- geht verständnisvoll und ruhig mit der Angst der Patientin um
- sorgt für eine angenehme Gesprächsatmosphäre (er stellt sich vor, macht sein Anliegen deutlich, begibt sich auf Augenhöhe mit der Patientin)
- zeigt während des Gespräches gesprächsförderliches Verhalten (aktives Zuhören, Verbalisieren von Emotionen, Paraphrasieren),
- bezieht die Gefühlssituation der Patientin mit ein,
- gibt fachlich korrekte Informationen zu sekretlösenden und atemerleichternden Maßnahmen, sowie dem Umgang mit der Sauerstofftherapie,
- berücksichtigt die soziale Situation der Patientin und macht Vorschläge, wie Angehörige und Freunde sie unterstützen können,
- reagiert fachlich korrekt auf die Frage nach den DMP
- bietet der Patientin an, dass sie im Rahmen ihrer Möglichkeiten in den Pflegeprozess mit einbezogen wird, versichert sich, dass alle Fragen beseitigt werden konnten und die Patientin so beruhigt ist, dass sie sich für weitere Notfallsituationen gerüstet fühlt

---

Abbildung 10: Prüfungsmaterialien: Erwartungshorizont (Eigene Darstellung)

4.5. Beobachtung und Beurteilungsbogen

Der Beobachtungsbogen enthält sowohl positive als auch negativ ausformulierte Dimensionen, die mit einer Ausprägung von 3 - 0 von den Prüfern bewertet werden können. Die Aufteilung ist nach den Kompetenzen, die in den Ausbildungszielen (§ 5 PfBRefG) formuliert worden sind.

Beobachtungs- und Beurteilungsinstrument für die Themenkombination 1			
Auszubildende:	Datum:		Kurs:
Positive Dimension	**Ausprägung**	**Negative Dimension**	**Bemerkung**
Fachliche Kompetenz			
Berücksichtigt alle Aspekte beim Handeln bei Atemnot	3 2 1 0	Berücksichtigt **nicht** alle Aspekte beim Handeln bei Atemnot	
Informiert fachlich korrekt zu den Aspekten sekretlösender Maßnahmen	3 2 1 0	Informiert **nicht** fachlich korrekt zu den Aspekten sekretlösender Maßnahmen	
Informiert fachlich korrekt zu den Aspekten	3 2 1 0	Informiert fachlich korrekt zu den Aspekten	

atemerleichternder Maßnahmen				atemerleichternder Maßnahmen	
Weist darauf hin, ab wann ein Krankenhausaufenthalt notwendig ist	3 2 1 0			Weist **nicht** darauf hin, ab wann ein Krankenhausaufenthalt notwendig ist	

Personale Kompetenz

Das eigene Vorgehen wird reflektiert	3 2 1 0			Das eigene Vorgehen wird nicht reflektiert	
Die eigenen Stärken und Schwächen werden reflektiert	3 2 1 0			Die eigenen Stärken und Schwächen werden **nicht** reflektiert	
Fachliche Richtigkeit wird reflektiert	3 2 1 0			Fachliche Richtigkeit wird **nicht** reflektiert	

Methodische Kompetenz

Berücksichtigt den Beratungsbedarf der Patientin	3 2 1 0			Berücksichtigt den Beratungsbedarf der Patientin **nicht**	
Wählt eine angemessene Beratungsstrategie	3 2 1 0			Wählt keine angemessene Beratungsstrategie	
Geht systematisch nach den Phasen des Beratungsprozesses vor	3 2 1 0			Geht nicht systematisch nach den Phasen des Beratungsprozesses vor	

Soziale Kompetenz

Bezieht die Gefühlssituation des Patienten mit ein	3 2 1 0			Bezieht die Gefühlssituation des Patienten **nicht** mit ein	
Berücksichtigt die soziale Situation der Patientin	3 2 1 0			Berücksichtigt die soziale Situation der Patientin **nicht**	
Versucht die Patientin in den Pflegeprozess einzubinden	3 2 1 0			Versucht die Patientin **nicht** in den Pflegeprozess einzubinden	
Versichert sich, dass alle Fragen beantwortet wurden	3 2 1 0			Versichert sich **nicht**, dass alle Fragen beantwortet wurden	

Interkulturelle Kompetenz

Geht auf die interkulturellen Bedürfnisse der Patientin ein	3 2 1 0			Geht **nicht** auf die interkulturellen Bedürfnisse der Patientin ein	
Erkennt kulturelle Unterschiede bei der Pflege der Patienten und berücksichtigt diese	3 2 1 0			Erkennt **keine** kulturellen Unterschiede bei der Pflege der Patienten und berücksichtigt diese	

Kommunikative Kompetenz

Schafft eine angenehme Gesprächsatmosphäre	3 2 1 0			Schafft **keine** angenehme Gesprächsatmosphäre	
Zeigt während des Gespräches gesprächsförderliches Verhalten	3 2 1 0			Zeigt während des Gespräches **kein** gesprächsförderliches Verhalten	

Passt seine Sprache an den Adressaten an							Passt seine Sprache **nicht** an den Adressaten an	
		3	2	1	0			

Checkliste	Ja (1 P)	Nein (0 P)
Vollständiger Gesprächseinstieg: Begrüßen, Blickkontakt, kurze Vorstellung, erfragen des Befindens		
Spricht langsam und deutlich mit ruhiger Tonlage		
Leitet die Patientin in sekretlösenden Maßnahmen an		
Kennt das Fachwissen der Patientin an und findet Kompromisse mit dieser		
Hört aktiv zu		
Weißt auf weitere Untersuchungstermine und eine eventuelle Notfallversorgung im Krankenhaus hin		

Gesamteindruck								
Sehr gut							Sehr schlecht	
		3	2	1	0			

Erreichte Punkte	_____ / 63 Punkten	

Tabelle 5: Prüfungsmaterialien: Beobachtungs- und Beurteilungsinstrument zur Themenkombination 1 (Eigene Darstellung)

Mit dem Beurteilungsinstrument ist es den Prüfern möglich, objektiv und vergleichbar zu prüfen. Das Prüfungsinstrument ist speziell für die vorliegende Prüfungssituation entwickelt, es kann jedoch in großen Teilen auch für weitere Prüfungssituationen übernommen und modifiziert werden. Die Einschätzung der Leistung erfolgt über eine Bewertungsskala (4.6).

4.6. Bewertungskriterien

Es wird empfohlen, dass die Prüfung von mindestens zwei Prüfern bewerten zu lassen, so dass die Objektivität und die Güte der Prüfung nochmals gesteigert wird. In der folgenden Tabelle werden die Punktewerte für die Noten 1-6 dargestellt:

Prozent	Punkte Prüfer 1 + Punkte Prüfer 2	Note	Entsprechung
100-98	126-124	1+	Sehr gut
97-95	123-120	1	
94-92	119-110	1-	
91-89	109-103	2+	Gut
88-84	102-95	2	
83-81	94-85	2-	
80-78	84-77	3+	Befriedigend
77-70	76-70	3	
69-67	69-60	3-	
66-63	59-52	4+	Ausreichend
62-54	51-42	4	
53-50	41-35	4-	
49-46	34-26	5+	Mangelhaft
45-38	25-17	5	
37-35	16-14	5-	
>35	13-0	6	Ungenügend

Tabelle 6: Prüfungsmaterialien: Modifizierte 100%-Notenschema der KMK (Eigendarstellung nach Bohrer und Rüller 2004, S. 46)

5. Diskussion

Kritisch zu hinterfragen ist bei der Performanz Prüfung, ob sie den inhaltlichen Kriterien und den Gütekriterien einer kompetenzorientierten Prüfung entspricht. Die Gütekriterien, so wie die Kriterien eines handlungsorientierten Unterrichts, die übertragbar auf die Anforderungen einer kompetenzorientierten Prüfung sind, wurden bereits im Kapitel 2.3 und 2.4.3 dargestellt. Diese Anforderungen an die Prüfung sollen in diesem Kapitel mit der entwickelten Performanz Prüfung abgeglichen werden.

Die drei wichtigsten Gütekriterien stellen lt. Gruber et al. (2021, S.54-57) die Objektivität, Reliabilität und Validität dar. Die Objektivität ist wie bereits erwähnt in einer mündlichen und praktischen Prüfung schwer vollständig zu erreichen. Um die Prüfung jedoch so objektiv wie möglich zu gestalten, gibt es bei der vorliegenden Performanz Prüfung zwei Prüfer. Diese Prüfer haben jeweils einen Beobachtungsbogen, der aus globalen Beurteilungskriterien besteht, die eine positiv und eine negativ ausgeprägte Dimension besitzen. Ebenfalls sind Elemente einer Checkliste integriert. Dieses Vorgehen macht die Benotung transparent und hat ein hohes Maß an Objektivität. Die Subjektivität kann jedoch trotz hinreichender Kriterien nicht zu 100% ausgeschlossen werden. Das Gütekriterium der Reliabilität ist in der vorliegenden Prüfung ebenfalls zu erreichen, da sowohl der Fallausschnitt als auch die Prüfungsaufgabe und die Rollenzuweisung standardisiert sind. Das lässt davon ausgehen, dass die Ergebnisse zu unterschiedlichen Zeitpunkten dieselben sind. Auch dieses Kriterium ist nicht zu 100% zu unantastbar. Es ist durchaus möglich, dass unterschiedliche „Schauspieler" die Rolle auch unterschiedlich auslegen, da aufgrund der Handlungsmöglichkeiten nicht das gesamte Gespräch gescriptet ist. Durch die ausführliche Rollenbeschreibung und die standardisierten Sätze sowie Handlungen ist die Vergleichbarkeit jedoch sehr groß. Das Gütekriterium der Validität besagt, dass das definierte Ziel mit dem Prüfungsverfahren auch gemessen wird. Mit dem Prüfungsverfahren soll die Handlungskompetenz der Auszubildenden gemessen werden. Die aktuelle Literatur (u.a. Bonse-Rohmann, 2008; Weidauer, 2015; Gruber et. al., 2021, Schlegel, 2018; Hundenborn 2016) spricht dafür, dass die Performanz Prüfung diese Handlungskompetenz auch misst. Da die in der Hausarbeit entwickelte Prüfung jedoch bislang nur ein theoretisches Konstrukt ist, welches noch nicht getestet worden ist, müsste diese Kriterium noch in der Umsetzung bestätigt werden.

Zu den Nebengütekriterien zählt die Trennschärfe. Die Prüfung besteht aus verschiedensten Teilaufgaben die in der komplexen Situation, individuell vom Auszubildenden gelöst werden. Das bedeutet, dass die Aufgaben nicht zu eindimensional oder einfach für den Auszubildenden sind. Das Kriterium der Trennschärfe kann in der vorliegenden Prüfung somit bestätigt werden.

Zum Kriterium der Handhabbarkeit kann an dieser Stelle keine Aussage getroffen werden, da die Prüfung noch nicht durchgeführt wurde. Wichtig ist jedoch, dass das Prüfungsverfahren nach der ersten Anwendung evaluiert wird. Damit das Kriterium der Angemessenheit erfüllt wird, müssen im schuleigenem Curriculum einige Voraussetzungen erfüllt sein. Grundlage für die Prüfungsform ist der handlungsorientierte Unterricht und das Erlernen des methodischen Vorgehens im Unterricht, durch z.B. Rollenspiele. Da dieses methodische Vorgehen jedoch in den Rahmenlehrplänen empfohlen wird, sollte es für die Schulen keine große Herausforderung in der generalistischen Pflegeausbildung darstellen. Die inhaltliche Angemessenheit ist in der vorliegenden Prüfung gegeben, da die verwendeten Inhalte aus den Kompetenzen und Inhalten der Rahmenlehrpläne entwickelt worden sind. Die Transparenz ist ebenfalls in Vorbereitung auf die Prüfung von den Lehrenden herzustellen, daher kann an der Stelle keine Aussage getroffen werden, ob dieses Kriterium erfüllt ist. Die Sinnhaftigkeit der Prüfung sollte im Unterricht thematisiert werden. Es ist jedoch davon auszugehen, dass der Sinn der Prüfung von den Auszubildenden schnell durchblickt wird, da es sich um die Bewältigung komplexer Situationen aus dem Pflegealltag der Auszubildenden handelt.

Gleichermaßen von großer Bedeutung für die Güte der kompetenzorienterten Prüfung sind die Kriterien, die an handlungsorientierten Unterricht gestellt werden. In Kapitel 2.3 wurden die Kriterien von Schneider (2005) beschrieben. Daher werden diese auch an dieser Stelle wieder aufgegriffen. Bei der Performanz Prüfung handelt es sich um eine fächerübergreifende komplexe Situation, die unterschiedliche Themen aus verschiedenen Bereichen der Pflege abdeckt (Gütekriterium: Interaktions-, Erfahrungs- und Problembezug). Das bedeutet, dass das Kriterium des Lernfeldkonzepts erfüllt wird. In der Pflegesituation sind die Auszubildenden frei in der Ausführung ihrer Handlungsschritte. Sie können also ihre eigene subjektive Sichtweise einbringen und haben Gestaltungsspielräume (Gütekriterien: Handlungsspielräume, Subjektbezug). Die Auszubildenden durchlaufen bei dem vorliegenden Prüfungsverfahren die vollständige Handlung, indem sie sich zunächst mittels dem Fallausschnitt informieren, ihr weiteres Vorgehen in der Handlungssituation planen, daraus Entscheidungen ableiten und anschließend durchführen. Die anschließende Reflexion biete die Selbstkontrolle der Auszubildenden, d.h. sie können beurteilen, ob sie die Handlungen fachgerecht durchgeführt haben und mögliche Verbesserungen anbringen. Im letzten Schritt werden sie von den Lehrenden bewertet und erhalten ein konstruktives Feedback zu ihrer Performanz (Gütekriterium: Tätigkeits- und Handlungsbezug). Das Vorgehen in der konkreten Situation erfordert das Einbeziehen verschiedener Sinne. Neben der Patientenbeobachtung, der Kommunikation und dem Nachdenken, werden auch Gefühle und Emotionen angesprochen, die in anderen Prüfungsformen nicht angesprochen werden können. Die Gütekriterien von Schneider (2005) werden bei der Performanz Prüfung somit vollständig abgebildet.

Kritisch zu betrachten ist bei der vorlegenden Arbeit jedoch die Unvollständigkeit. Aufgrund der exemplarischen Darstellung können nicht alle Inhalte der CE 08 abgebildet werden. Wenn die weiteren Themenkombinationen 2-4 jedoch ausgeführt wären, dann könnten alle Inhalte der CE exemplarisch dargestellt werden. Zudem sollten unterschiedliche Settings (ambulant, stationär), unterschiedliche Szenarien (kurativ, präventiv, rehabilitativ und palliativ) als auch die unterschiedlichen Altersstufen berücksichtigt werden, um der generalistischen Pflegeausbildung gerecht zu werden. Die Schüler würden dann aus 4 unterschiedlichen Fällen ziehen, so dass die gesamte CE abgebildet werden könnte.

Darüber hinaus ist kritisch zu betrachten, dass auch die beste Simulationsprüfung nur eine Simulation bleibt. Auch wenn die Performanz Prüfung so realitätsnah wie möglich zu gestalten ist, handelt es sich um einen Schauspieler, der keine realen körperlichen Symptome zeigt. Daher bleibt es für die Auszubildenden schwer eine vollständige Patientenbeobachtung durchzuführen und z.B. eine Zustandsverschlechterung zu erkennen.

Zusammenfassend lässt sich sagen, dass die Forschungslage zu Performanz Prüfungen noch ausbaufähig ist. Die testtheoretischen Gütekriterien sind bei der Performanz Prüfung noch als gering einzuschätzen (Darmann-Finck, Glissmann, 2011, S.2; Gruber et. al. 2021, 26). Belegt ist jedoch die große Akzeptanz und der Lernfortschritt (u.a. Schlegel, 2008; Nikendei et al, 2003).

6. Fazit

In der Einleitung wurde die Fragestellung abgebildet, wie eine kompetenzorientierte Prüfung in der generalistischen Pflegeausbildung im zweiten Ausbildungsdrittel aussehen kann. Resultierend aus der vorliegenden Arbeit ist festzustellen, dass die Performanz Prüfung einer kompetenzorientierten Prüfung gerecht wird. Ersichtlich ist es daraus, dass die Performanz Prüfung fast alle Gütekriterien einer kompetenzorientierten Prüfung erfüllt und somit eine qualifizierte Aussage über die berufliche Handlungskompetenz treffen kann.

Um konkret aufzeigen zu können, wie eine Performanz Prüfung in der generalistischen Pflegeausbildung aussehen kann, wurde exemplarisch eine Performanz Prüfung zu der Curriculums Einheit 08 erstellt, die am Ende des zweiten Ausbildungsdrittels stattfindet. Die Vorgehensweise bei der Erstellung der Prüfung lässt sich auf weitere Curriculum Einheiten transferieren.

Grundlage für eine kompetenzorientierte Prüfung stellt ein handlungsorientiertes Unterrichtskonzept dar, das curricular verankert sein sollte.

Bei der Erstellung der Prüfungsmaterialien ist deutlich geworden, dass die Entwicklung und Durchführung der Prüfung mit einem hohen Aufwand für die Lehrenden verbunden ist. Damit die Prüfung den Gütekriterien gerecht wird, muss ein Fallausschnitt mit einer Prüfungsaufgabe vorliegen, die auf die speziellen Prüfungsthemen und Kompetenzen der Auszubildenden ausgerichtet ist. Für die Prüfung wird ein „Schauspieler" benötigt, der eine ausführliche Rollenbeschreibung erhält, so dass die Prüfung sich reliabel gestaltet. Anschließend ist ein Erwartungshorizont zu entwerfen, auf dessen Grundlage ein Beurteilungsbogen erstellt wird. Der Beurteilungsbogen hat speziell für die Performanz Prüfung ausformulierte Gütekriterien. Für die Durchführung der Prüfung ist ein hoher personaler Bedarf einzuplanen, da mindestens zwei Prüfer und einen „Schauspieler" (Praxisanleiter, Kollege) die Prüfung abnehmen. Bei der empfohlenen Kursgröße von 20 Auszubildenden und einem Zeitaufwand von 60 Minuten pro Auszubildenden (ohne Vorbereitungszeit) wird die Prüfung mindestens 3 Tage stattfinden.

Klar ist jedoch, dass sich der zeitliche Aufwand lohnt, um den Kompetenzzuwachs adäquat überprüfen zu können und somit den rechtlichen Anforderungen gerecht zu werden, die im PlBRefG, der PflAPrV und den Rahmenrichtlinien der Fachkommission gefordert werden.

Es gibt nur wenige Prüfungsformen die Handlungskompetenzen adäquat messen können. Weitere Alternativen zu einer Performanz Prüfung könnten Objective Clinical Examinatione (OSCE), Process oriented Question Test (PEQ), Projektpräsentationen oder Portfolios darstellen, die ebenfalls Handlungskompetenz abbilden können. In der generalistischen Pflegeausbildung ist es essentiell handlungsorientiert zu Unterrichten und die darauffolgenden Leistungsstandüberprüfungen kompetenzorientiert zu erheben. Trotz großer Anerkennung der Prüfungsverfahren, sind diese Aufgrund des großen Ressourcenbedarfs und der teilweise fehlenden quantitativen Evidenz noch nicht flächendeckend in der Pflegeausbildung vorzufinden. Für die nahe Zukunft gilt es also die Evidenz der kompetenzorientierten Prüfungsverfahren zu untermauern und den Einzug in die Pflegeausbildung weiter voranzutreiben.

7. Literaturverzeichnis

Bohrer, A. & Rüller, H. (2004). Dozententeam und Notenfindung. *Unterricht Pflege, 1*, 43-46.

Darmann-Finck, Ingrid; Reuschenbach, Bernd (2013): Entwicklungsstand der Kompetenzmessung im Berufsfeld Pflege. In: *Zeitschrift fur Evidenz, Fortbildung und Qualitat im Gesundheitswesen* 107 (1), S. 23–29. DOI: 10.1016/j.zefq.2012.11.020.

Doll, Axel (2016): Wie kann Beratungskompetenz geprüft werden? In: *PADUA* 11 (3), S. 167–174. DOI: 10.1024/1861-6186/a000313.

Dreyfus, Hubert L.; Dreyfus, Stuart E. (1986): Mind over machine. The power of human intuition and expertise in the era of the computer. New York: Free Press.

Frei Blatter, V. & Ochsner Oberarzbacher, L. (2007). Der Einsatz von Simulationspatienten (SP) in der Pflegeausbildung eingebettet in die Skillslab-Methode. In G. Nussbaumer & C. von Reibnitz (Hrsg.), *Innovatives Lehren und Lernen. Konzepte für die Aus- und Weiterbildung von Pflege- und Gesundheitsberufen* (S. 113-133). Bern: Verlag Hans Huber.

Gruber, Elke; Schlögl, Peter; Assinger, Philipp; Gugitscher, Karin; Lachmayr, Norbert; Schmidtke, Birgit (2021): Kompetenzanerkennung und Validierungspraxis in der Erwachsenen- und Weiterbildung. Theoretische Bezüge und empirische Befunde. Bielefeld: wbv.

Gudjons, H. (2015): Handlungsorientiert lehren und lernen: Verlag Julius Klinkhardt (Erziehen und Unterrichten in der Schule).

Bonse-Rohmann, M., Hüntelmann, I. & Nauerth, A. (Hrsg.) (2008): Kompetenzorientiert prüfen. Lern- und Leistungsüberprüfungen in der Pflegeausbildung. 1 Aufl. [s.l.]: Urban & Fischer.

Hundenborn, Gertrud (2016): Fallorientierte Didaktik in der Pflege. Grundlagen und Beispiele für Ausbildung und Prüfung. Print-on-Demand Ausgabe der 1. Auflage. München: Urban & Fischer in Elsevier.

Hundenborn, Gertrud (2005): Darlegung und Begründung des Kompetenzansatzes nach dem neuen Krankenpflegegesetz. MAGS-Fachtagungen „Lernerfolgsüberprüfungen bei Ausbildungen nach dem neuen Krankenpflegegesetz (KrPflG)" am 21.10.2005 an der Fachhochschule Bielefeld und am 15.11.2005 an der Kath. Fachhochschule NW, Abteilung Köln.

Kaiser, Franz-Josef (Hg.) (2006): Wörterbuch Berufs- und Wirtschaftspädagogik. 2., überarb. und erw. Aufl. Bad Heilbrunn: Klinkhardt.

Klafki, Wolfgang (2007): Neue Studien zur Bildungstheorie und Didaktik. Zeitgemäße Allgemeinbildung und kritisch-konstruktive Didaktik. 6. Aufl. Weinheim: Beltz (Beltz Bibliothek).

Krabbe, L., Streitlein-Böhme, I., Sigle, A., Möltner, A., Niebling, W., & Böhme, K. (2020). Die Freiburger Performanzprüfung–ein ressourcensparendes Prüfungsformat zur körperlichen Untersuchung. *Aktuelle Infos zu SARS-CoV-2, 3*, 121-126.

Nikendei, Christoph; Zipfel, Stephan; Roth, Christiane; Löwe, Bernd; Herzog, Wolfgang; Jünger, Jana (2003): Kommunikations- und Interaktionstraining im psychosomatischen Praktikum:

Einsatz von standardisierten Patienten. In: *Psychotherapie, Psychosomatik, medizinische Psychologie* 53 (11), S. 440–445. DOI: 10.1055/s-2003-43388.

Nussbaumer, Gerda; Reibnitz, Christine von (2008): Innovatives Lehren und Lernen. Konzepte für die Aus- und Weiterbildung von Pflege- und Gesundheitsberufen. Bern: Hans Huber (Pflegepädagogik).

Pilz, M. (2007). *Sowi-online. Fallstudie.* Verfügbar unter: http://www.sowi-online.de/praxis/methode/fallstudie.html#Reetz1988 [1.02.2021].

Pugh, Debra; Smee, Sydney (2015): Guidelines for the development of objective structured clinical examination (OSCE) cases.

Reetz, L. (1988). Zum Einsatz didaktischer Fallstudien im Wirtschaftslehreunterricht. *Unterrichtswissenschaft, 2,* S. 38-55.

Rheinhold, Michael; Reinhold, Michael (2003): Curriculum-Design II. Entwickeln von Lernfeldern : von beruflichen Arbeitsaufgaben zum Berufsbildungsplan. Konstanz: Christiani (Berufsbildung und Innovation).

Rotthoff, Thomas (2018): Standing up for Subjectivity in the Assessment of Competencies. In: *GMS journal for medical education* 35 (3), 1-11. DOI: 10.3205/zma001175.

Schlegel, Claudia (Hg.) (2018): OSCE - Kompetenzorientiert Prüfen in der Pflegeausbildung. Einführung und Umsetzung von OSCE-Stationen : mit über 40 Beispielen von OSCE Aufgabenstellungen und Beurteilungskriterien. Berlin: Springer.

Schlegel, C. (2008). Lernerfolg mit dem Standardisierten Patienten (SP) in der Pfle- geausbildung. In G. Nussbaumer & C. von Reibnitz (Hrsg.), *Innovatives Lehren und Lernen. Konzepte für die Aus- und Weiterbildung von Pflege- und Gesund- heitsberufen* (S. 135-146). Bern: Verlag Hans Huber.

Schneider, Kordula; Brinker-Meyendriesch, Elfriede; Schneider, Alfred (2005): Pflegepädagogik. Für Studium und Praxis ; mit 34 Tabellen. 2., überarb. und aktualisierte Aufl. Berlin [u.a.]: Springer.

Schneider, Kordula (2003). Beurteilung und Bewertung – ein Spannungsbogen zwischen fördern und fordern. *Unterricht Pflege, 5,* 4-16.

Schultz, Jobst-Hendrik; Schönemann, Jochen; Lauber, Heike; Nikendei, Christoph; Herzog, Wolfgang; Jünger, Jana (2007): Einsatz von Simulationspatienten im Kommunikations- und Interaktionstraining für Medizinerinnen und Mediziner (Medi-KIT): Bedarfsanalyse — Training — Perspektiven. In: *Gruppendynamik* 38 (1), S. 7–23. DOI: 10.1007/s11612-007-0002-y.

Ulrich, Immanuel (2021): Gute Lehre in der Hochschule. Praxistipps zur planung und gestaltung von lehrveranstaltungen. [S.l.]: Springer.

Weidauer, Luisa (2015): Kompetenzorientiert prüfen in der Pflegeausbildung. Weisbaden: Springer Spektrum (Forschungsreihe der FH Münster).

Ziener, Gerhard (2013): Bildungsstandards in der Praxis. Kompetenzorientiert unterrichten. 3. Aufl. Seelze: Klett; Kall

Zimmermann, T. (2018). Durchführen von lernzielorientierten Leistungsnachweisen. In H. Bachmann (Hrsg.), *Kompetenzorientierte Hochschullehre. Die Notwendigkeit von Kohärenz zwischen Lernzielen, Prüfungsformen und Lehr-Lernmethoden* (Forum Hochschuldidaktik und Erwachse- nenbildung, Bd. 1, 3., überarb. Aufl., S. 50–85). Bern: hep.

8. Abbildungsverzeichnis

9. Tabellenverzeichnis

BEI GRIN MACHT SICH IHR WISSEN BEZAHLT

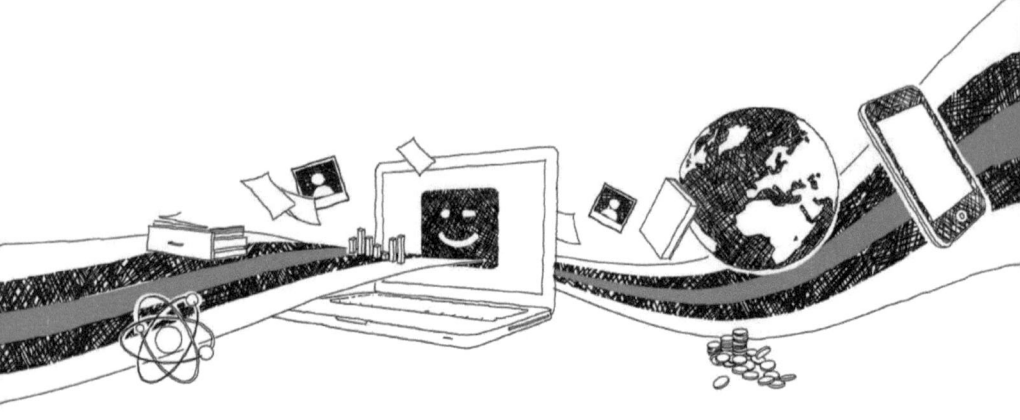

- Wir veröffentlichen Ihre Hausarbeit,
  Bachelor- und Masterarbeit

- Ihr eigenes eBook und Buch -
  weltweit in allen wichtigen Shops

- Verdienen Sie an jedem Verkauf

Jetzt bei www.GRIN.com hochladen
und kostenlos publizieren

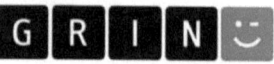